This book belongs to:

Dedication

This All My Golf Shit book is perfect for any golf lover, who loves to go out and have fun on the golf course. Whether it's a hobby or more serious, this golf book will make your game better. Enjoy!

How To Use This Golf Book

This All My Golf Shit book is perfect for any golf lover, who loves to go out and have fun on the golf course. Whether it's a hobby or more serious, this golf book will make your game better.

Included are the following sections to record:

Basic Info – Record basic facts of your golf game.

Players – Here you can write down who was with you when playing.

Weather Conditions – With graphics, you can mark what the weather was like and also the level of wind.

Hole Score – With 18 blank slots you can record your golf score.

Summary – Blank space to record lots of aspects of your game to sum it up in a glance.

Notes & Highlights – A blank space to write anything that comes to mind about the course or game.

Course Rating – Fill in how many stars you'd give for various categories.

DATE		TIME	
LOCATION		CLUB	
ROUND		COURSE	
TYPE	☐ 18 HOLES ☐ 9 HOLES	PURPOSE	
HANDICAP		TEE	

PLAYERS

WEATHER CONDITIONS

🌡 ____   ☀ ⛅ 🌧 ⛈ ❄
🚩 ____   ☐ ☐ ☐ ☐ ☐

HOLE SCORE

1	2	3	4	5	6	7	8	9
10	11	12	13	14	15	16	17	18

SUMMARY

• TEES PLAYED	• EAGLES	• BIRDIES
• PAR	• BOGEYS	• DOUBLE

PUTTS | FINAL SCORE

NOTES & HIGHLIGHTS

COURSE RATING

DIFFICULTY ☆☆☆☆☆

CONDITION ☆☆☆☆☆

GREEN FEE ☆☆☆☆☆

OVERALL RATING ☆☆☆☆☆

DATE	**TIME**
LOCATION	**CLUB**
ROUND	**COURSE**
TYPE ☐ 18 HOLES ☐ 9 HOLES	**PURPOSE**
HANDICAP	**TEE**

PLAYERS

WEATHER CONDITIONS

🌡 _____   ☀ ⛅ 🌧 ⛈ ❄
🍃 _____   ☐ ☐ ☐ ☐ ☐

HOLE SCORE

1	2	3	4	5	6	7	8	9

10	11	12	13	14	15	16	17	18

SUMMARY

• TEES PLAYED	• EAGLES	• BIRDIES
• PAR	• BOGEYS	• DOUBLE
🏌 PUTTS	🏅 FINAL SCORE	

NOTES & HIGHLIGHTS

COURSE RATING

DIFFICULTY ☆☆☆☆☆

CONDITION ☆☆☆☆☆

GREEN FEE ☆☆☆☆☆

OVERALL RATING ☆☆☆☆☆

DATE		TIME	
LOCATION		CLUB	
ROUND		COURSE	
TYPE	☐ 18 HOLES ☐ 9 HOLES	PURPOSE	
HANDICAP		TEE	

PLAYERS

WEATHER CONDITIONS

🌡 ____ ☀ ⛅ 🌧 ⛈ ❄
🚩 ____ ☐ ☐ ☐ ☐

HOLE SCORE

1	2	3	4	5	6	7	8	9

10	11	12	13	14	15	16	17	18

SUMMARY

• TEES PLAYED	• EAGLES	• BIRDIES
• PAR	• BOGEYS	• DOUBLE
PUTTS	FINAL SCORE	

NOTES & HIGHLIGHTS

COURSE RATING

DIFFICULTY ☆☆☆☆☆

CONDITION ☆☆☆☆☆

GREEN FEE ☆☆☆☆☆

OVERALL RATING ☆☆☆☆☆

DATE		**TIME**	
LOCATION		**CLUB**	
ROUND		**COURSE**	
TYPE ☐ 18 HOLES ☐ 9 HOLES		**PURPOSE**	
HANDICAP		**TEE**	

PLAYERS

WEATHER CONDITIONS

🌡 ____   ☀ ⛅ 🌦 🌧 ❄
💨 ____   ☐ ☐ ☐ ☐ ☐

HOLE SCORE

1	2	3	4	5	6	7	8	9

10	11	12	13	14	15	16	17	18

SUMMARY

• TEES PLAYED	• EAGLES	• BIRDIES
• PAR	• BOGEYS	• DOUBLE

🏌 **PUTTS**   🏅 **FINAL SCORE**

NOTES & HIGHLIGHTS

COURSE RATING

🏌 DIFFICULTY   ☆☆☆☆☆
🚩 CONDITION   ☆☆☆☆☆
🏵 GREEN FEE   ☆☆☆☆☆
🤲 OVERALL RATING   ☆☆☆☆☆

DATE		**TIME**	
LOCATION		**CLUB**	
ROUND		**COURSE**	
TYPE	☐ 18 HOLES ☐ 9 HOLES	**PURPOSE**	
HANDICAP		**TEE**	

PLAYERS

WEATHER CONDITIONS

🌡 _____ ☼ ⛅ 🌧 ⛈ ❄
🚩 _____ ☐ ☐ ☐ ☐ ☐

HOLE SCORE

1	2	3	4	5	6	7	8	9

10	11	12	13	14	15	16	17	18

SUMMARY

• TEES PLAYED	• EAGLES	• BIRDIES
• PAR	• BOGEYS	• DOUBLE
🏌 PUTTS	🏅 FINAL SCORE	

NOTES & HIGHLIGHTS

COURSE RATING

🏌 DIFFICULTY ☆☆☆☆☆
🚩 CONDITION ☆☆☆☆☆
🎖 GREEN FEE ☆☆☆☆☆
🤲 OVERALL RATING ☆☆☆☆☆

DATE	**TIME**
LOCATION	**CLUB**
ROUND	**COURSE**
TYPE ☐ 18 HOLES ☐ 9 HOLES	**PURPOSE**
HANDICAP	**TEE**

PLAYERS

WEATHER CONDITIONS

🌡 ——— ☀ ⛅ 🌧 ⛈ ❄
🚩 ——— ☐ ☐ ☐ ☐ ☐

HOLE SCORE

1	2	3	4	5	6	7	8	9

10	11	12	13	14	15	16	17	18

SUMMARY

• TEES PLAYED	• EAGLES	• BIRDIES
• PAR	• BOGEYS	• DOUBLE
PUTTS	FINAL SCORE	

NOTES & HIGHLIGHTS

COURSE RATING

- DIFFICULTY ☆☆☆☆☆
- CONDITION ☆☆☆☆☆
- GREEN FEE ☆☆☆☆☆
- OVERALL RATING ☆☆☆☆☆

DATE		TIME	
LOCATION		CLUB	
ROUND		COURSE	
TYPE	☐ 18 HOLES ☐ 9 HOLES	PURPOSE	
HANDICAP		TEE	

PLAYERS

WEATHER CONDITIONS

HOLE SCORE

1	2	3	4	5	6	7	8	9

10	11	12	13	14	15	16	17	18

SUMMARY

• TEES PLAYED	• EAGLES	• BIRDIES
• PAR	• BOGEYS	• DOUBLE

- PUTTS
- FINAL SCORE

NOTES & HIGHLIGHTS

COURSE RATING

- DIFFICULTY   ☆☆☆☆☆
- CONDITION   ☆☆☆☆☆
- GREEN FEE   ☆☆☆☆☆
- OVERALL RATING   ☆☆☆☆☆

	DATE		**TIME**
	LOCATION		**CLUB**
	ROUND		**COURSE**
	TYPE ☐ 18 HOLES ☐ 9 HOLES		**PURPOSE**
	HANDICAP		**TEE**

PLAYERS

WEATHER CONDITIONS

HOLE SCORE

1	2	3	4	5	6	7	8	9

10	11	12	13	14	15	16	17	18

SUMMARY

• TEES PLAYED	• EAGLES	• BIRDIES
• PAR	• BOGEYS	• DOUBLE
PUTTS	FINAL SCORE	

NOTES & HIGHLIGHTS

COURSE RATING

- DIFFICULTY ☆☆☆☆☆
- CONDITION ☆☆☆☆☆
- GREEN FEE ☆☆☆☆☆
- OVERALL RATING ☆☆☆☆☆

DATE		TIME	
LOCATION		CLUB	
ROUND		COURSE	
TYPE	☐ 18 HOLES ☐ 9 HOLES	PURPOSE	
HANDICAP		TEE	

PLAYERS

WEATHER CONDITIONS

HOLE SCORE

1	2	3	4	5	6	7	8	9
10	11	12	13	14	15	16	17	18

SUMMARY

• TEES PLAYED	• EAGLES	• BIRDIES
• PAR	• BOGEYS	• DOUBLE
PUTTS	FINAL SCORE	

NOTES & HIGHLIGHTS

COURSE RATING

- DIFFICULTY ☆☆☆☆☆
- CONDITION ☆☆☆☆☆
- GREEN FEE ☆☆☆☆☆
- OVERALL RATING ☆☆☆☆☆

DATE	**TIME**
LOCATION	**CLUB**
ROUND	**COURSE**
TYPE ☐ 18 HOLES ☐ 9 HOLES	**PURPOSE**
HANDICAP	**TEE**

PLAYERS

WEATHER CONDITIONS

HOLE SCORE

1	2	3	4	5	6	7	8	9

10	11	12	13	14	15	16	17	18

SUMMARY

• TEES PLAYED	• EAGLES	• BIRDIES
• PAR	• BOGEYS	• DOUBLE

PUTTS **FINAL SCORE**

NOTES & HIGHLIGHTS

COURSE RATING

- DIFFICULTY ☆☆☆☆☆
- CONDITION ☆☆☆☆☆
- GREEN FEE ☆☆☆☆☆
- OVERALL RATING ☆☆☆☆☆

DATE		**TIME**	
LOCATION		**CLUB**	
ROUND		**COURSE**	
TYPE ☐ 18 HOLES ☐ 9 HOLES		**PURPOSE**	
HANDICAP		**TEE**	

PLAYERS

WEATHER CONDITIONS

🌡 _____ ☀ ⛅ 🌧 ⛈ ❄
🚩 _____ ☐ ☐ ☐ ☐ ☐

HOLE SCORE

1	2	3	4	5	6	7	8	9

10	11	12	13	14	15	16	17	18

SUMMARY

• TEES PLAYED	• EAGLES	• BIRDIES
• PAR	• BOGEYS	• DOUBLE

PUTTS	FINAL SCORE

NOTES & HIGHLIGHTS

COURSE RATING

DIFFICULTY	☆☆☆☆☆
CONDITION	☆☆☆☆☆
GREEN FEE	☆☆☆☆☆
OVERALL RATING	☆☆☆☆☆

DATE	**TIME**
LOCATION	**CLUB**
ROUND	**COURSE**
TYPE ☐ 18 HOLES ☐ 9 HOLES	**PURPOSE**
HANDICAP	**TEE**

PLAYERS

WEATHER CONDITIONS

🌡 _____ ☀ ⛅ 🌧 ⛈ ❄
🚩 _____ ☐ ☐ ☐ ☐ ☐

HOLE SCORE

1	2	3	4	5	6	7	8	9

10	11	12	13	14	15	16	17	18

SUMMARY

• TEES PLAYED	• EAGLES	• BIRDIES
• PAR	• BOGEYS	• DOUBLE
🏌 PUTTS	🏅 FINAL SCORE	

NOTES & HIGHLIGHTS

COURSE RATING

DIFFICULTY ☆☆☆☆☆

CONDITION ☆☆☆☆☆

GREEN FEE ☆☆☆☆☆

OVERALL RATING ☆☆☆☆☆

DATE		TIME	
LOCATION		CLUB	
ROUND		COURSE	
TYPE	☐ 18 HOLES ☐ 9 HOLES	PURPOSE	
HANDICAP		TEE	

PLAYERS

WEATHER CONDITIONS

HOLE SCORE

1	2	3	4	5	6	7	8	9

10	11	12	13	14	15	16	17	18

SUMMARY

• TEES PLAYED	• EAGLES	• BIRDIES
• PAR	• BOGEYS	• DOUBLE

PUTTS	FINAL SCORE

NOTES & HIGHLIGHTS

COURSE RATING

DIFFICULTY ☆☆☆☆☆

CONDITION ☆☆☆☆☆

GREEN FEE ☆☆☆☆☆

OVERALL RATING ☆☆☆☆☆

DATE		**TIME**	
LOCATION		**CLUB**	
ROUND		**COURSE**	
TYPE	☐ 18 HOLES ☐ 9 HOLES	**PURPOSE**	
HANDICAP		**TEE**	

PLAYERS

WEATHER CONDITIONS

🌡 ____ ☀ ⛅ 🌧 ⛈ ❄
🚩 ____ ☐ ☐ ☐ ☐ ☐

HOLE SCORE

1	2	3	4	5	6	7	8	9

10	11	12	13	14	15	16	17	18

SUMMARY

◆ TEES PLAYED	◆ EAGLES	◆ BIRDIES
◆ PAR	◆ BOGEYS	◆ DOUBLE
🏌 PUTTS	🏅 FINAL SCORE	

NOTES & HIGHLIGHTS

COURSE RATING

🏌 DIFFICULTY ☆☆☆☆☆

⛳ CONDITION ☆☆☆☆☆

🏵 GREEN FEE ☆☆☆☆☆

🫴 OVERALL RATING ☆☆☆☆☆

DATE	**TIME**
LOCATION	**CLUB**
ROUND	**COURSE**
TYPE ☐ 18 HOLES ☐ 9 HOLES	**PURPOSE**
HANDICAP	**TEE**

PLAYERS

WEATHER CONDITIONS

🌡 _____   ☀ ⛅ 🌧 ⛈ ❄
🚩 _____   ☐ ☐ ☐ ☐ ☐

HOLE SCORE

1	2	3	4	5	6	7	8	9

10	11	12	13	14	15	16	17	18

SUMMARY

◆ TEES PLAYED	◆ EAGLES	◆ BIRDIES
◆ PAR	◆ BOGEYS	◆ DOUBLE

PUTTS   FINAL SCORE

NOTES & HIGHLIGHTS

COURSE RATING

DIFFICULTY   ☆☆☆☆☆
CONDITION   ☆☆☆☆☆
GREEN FEE   ☆☆☆☆☆
OVERALL RATING   ☆☆☆☆☆

DATE		TIME	
LOCATION		CLUB	
ROUND		COURSE	
TYPE	☐ 18 HOLES ☐ 9 HOLES	PURPOSE	
HANDICAP		TEE	

PLAYERS

WEATHER CONDITIONS

HOLE SCORE

1	2	3	4	5	6	7	8	9

10	11	12	13	14	15	16	17	18

SUMMARY

- TEES PLAYED
- EAGLES
- BIRDIES
- PAR
- BOGEYS
- DOUBLE
- PUTTS
- FINAL SCORE

NOTES & HIGHLIGHTS

COURSE RATING

- DIFFICULTY ☆☆☆☆☆
- CONDITION ☆☆☆☆☆
- GREEN FEE ☆☆☆☆☆
- OVERALL RATING ☆☆☆☆☆

DATE		TIME	
LOCATION		CLUB	
ROUND		COURSE	
TYPE	☐ 18 HOLES ☐ 9 HOLES	PURPOSE	
HANDICAP		TEE	

PLAYERS

WEATHER CONDITIONS

🌡 _____ ☀ ⛅ 🌧 ⛈ ❄
🚩 _____ ☐ ☐ ☐ ☐ ☐

HOLE SCORE

1	2	3	4	5	6	7	8	9

10	11	12	13	14	15	16	17	18

SUMMARY

◆ TEES PLAYED	◆ EAGLES	◆ BIRDIES
◆ PAR	◆ BOGEYS	◆ DOUBLE

PUTTS | FINAL SCORE

NOTES & HIGHLIGHTS

COURSE RATING

DIFFICULTY ☆☆☆☆☆

CONDITION ☆☆☆☆☆

GREEN FEE ☆☆☆☆☆

OVERALL RATING ☆☆☆☆☆

DATE		**TIME**	
LOCATION		**CLUB**	
ROUND		**COURSE**	
TYPE	☐ 18 HOLES ☐ 9 HOLES	**PURPOSE**	
HANDICAP		**TEE**	

PLAYERS

WEATHER CONDITIONS

HOLE SCORE

1	2	3	4	5	6	7	8	9

10	11	12	13	14	15	16	17	18

SUMMARY

• TEES PLAYED	• EAGLES	• BIRDIES
• PAR	• BOGEYS	• DOUBLE
PUTTS	FINAL SCORE	

NOTES & HIGHLIGHTS

COURSE RATING

- DIFFICULTY ☆☆☆☆☆
- CONDITION ☆☆☆☆☆
- GREEN FEE ☆☆☆☆☆
- OVERALL RATING ☆☆☆☆☆

DATE		TIME	
LOCATION		CLUB	
ROUND		COURSE	
TYPE	☐ 18 HOLES ☐ 9 HOLES	PURPOSE	
HANDICAP		TEE	

PLAYERS

WEATHER CONDITIONS

HOLE SCORE

1	2	3	4	5	6	7	8	9

10	11	12	13	14	15	16	17	18

SUMMARY

• TEES PLAYED	• EAGLES	• BIRDIES
• PAR	• BOGEYS	• DOUBLE

PUTTS

FINAL SCORE

NOTES & HIGHLIGHTS

COURSE RATING

- DIFFICULTY ☆☆☆☆☆
- CONDITION ☆☆☆☆☆
- GREEN FEE ☆☆☆☆☆
- OVERALL RATING ☆☆☆☆☆

DATE	**TIME**
LOCATION	**CLUB**
ROUND	**COURSE**
TYPE ☐ 18 HOLES ☐ 9 HOLES	**PURPOSE**
HANDICAP	**TEE**

PLAYERS

WEATHER CONDITIONS

🌡 ____   ☀ ⛅ 🌧 ⛈ ❄
💨 ____   ☐ ☐ ☐ ☐ ☐

HOLE SCORE

1	2	3	4	5	6	7	8	9

10	11	12	13	14	15	16	17	18

SUMMARY

• TEES PLAYED	• EAGLES	• BIRDIES
• PAR	• BOGEYS	• DOUBLE
PUTTS	FINAL SCORE	

NOTES & HIGHLIGHTS

COURSE RATING

DIFFICULTY ☆☆☆☆☆

CONDITION ☆☆☆☆☆

GREEN FEE ☆☆☆☆☆

OVERALL RATING ☆☆☆☆☆

DATE		TIME	
LOCATION		CLUB	
ROUND		COURSE	
TYPE	☐ 18 HOLES ☐ 9 HOLES	PURPOSE	
HANDICAP		TEE	

PLAYERS

WEATHER CONDITIONS

🌡 —— ☀ ⛅ 🌧 ⛈ ❄
🚩 —— ☐ ☐ ☐ ☐ ☐

HOLE SCORE

1	2	3	4	5	6	7	8	9

10	11	12	13	14	15	16	17	18

SUMMARY

• TEES PLAYED	• EAGLES	• BIRDIES
• PAR	• BOGEYS	• DOUBLE

• PUTTS   • FINAL SCORE

NOTES & HIGHLIGHTS

COURSE RATING

DIFFICULTY ☆☆☆☆☆

CONDITION ☆☆☆☆☆

GREEN FEE ☆☆☆☆☆

OVERALL RATING ☆☆☆☆☆

DATE		TIME	
LOCATION		CLUB	
ROUND		COURSE	
TYPE	☐ 18 HOLES ☐ 9 HOLES	PURPOSE	
HANDICAP		TEE	

PLAYERS

WEATHER CONDITIONS

🌡 ____   ☀ ⛅ 🌧 ⛈ ❄
🚩 ____   ☐ ☐ ☐ ☐ ☐

HOLE SCORE

1	2	3	4	5	6	7	8	9
10	11	12	13	14	15	16	17	18

SUMMARY

• TEES PLAYED	• EAGLES	• BIRDIES
• PAR	• BOGEYS	• DOUBLE
• PUTTS	FINAL SCORE	

NOTES & HIGHLIGHTS

COURSE RATING

- DIFFICULTY ☆☆☆☆☆
- CONDITION ☆☆☆☆☆
- GREEN FEE ☆☆☆☆☆
- OVERALL RATING ☆☆☆☆☆

DATE		**TIME**
LOCATION		**CLUB**
ROUND		**COURSE**
TYPE ☐ 18 HOLES ☐ 9 HOLES		**PURPOSE**
HANDICAP		**TEE**

PLAYERS

WEATHER CONDITIONS

🌡 —— ☀ ⛅ 🌧 ⛈ ❄
🚩 —— ☐ ☐ ☐ ☐ ☐

HOLE SCORE

1	2	3	4	5	6	7	8	9

10	11	12	13	14	15	16	17	18

SUMMARY

• TEES PLAYED	• EAGLES	• BIRDIES
• PAR	• BOGEYS	• DOUBLE

- PUTTS
- FINAL SCORE

NOTES & HIGHLIGHTS

COURSE RATING

- DIFFICULTY ☆☆☆☆☆
- CONDITION ☆☆☆☆☆
- GREEN FEE ☆☆☆☆☆
- OVERALL RATING ☆☆☆☆☆

DATE		TIME	
LOCATION		CLUB	
ROUND		COURSE	
TYPE	☐ 18 HOLES ☐ 9 HOLES	PURPOSE	
HANDICAP		TEE	

PLAYERS

WEATHER CONDITIONS

HOLE SCORE

1	2	3	4	5	6	7	8	9

10	11	12	13	14	15	16	17	18

SUMMARY

• TEES PLAYED	• EAGLES	• BIRDIES
• PAR	• BOGEYS	• DOUBLE
PUTTS	FINAL SCORE	

NOTES & HIGHLIGHTS

COURSE RATING

- DIFFICULTY ☆☆☆☆☆
- CONDITION ☆☆☆☆☆
- GREEN FEE ☆☆☆☆☆
- OVERALL RATING ☆☆☆☆☆

📅 **DATE**	⏱ **TIME**
📍 **LOCATION**	⛳ **CLUB**
🏌 **ROUND**	🏁 **COURSE**
TYPE ☐ 18 HOLES ☐ 9 HOLES	🏆 **PURPOSE**
🎒 **HANDICAP**	🌐 **TEE**

PLAYERS

WEATHER CONDITIONS

🌡 _____   ☀ ⛅ 🌧 ⛈ ❄
🚩 _____   ☐ ☐ ☐ ☐ ☐

HOLE SCORE

1	2	3	4	5	6	7	8	9

10	11	12	13	14	15	16	17	18

SUMMARY

• TEES PLAYED	• EAGLES	• BIRDIES
• PAR	• BOGEYS	• DOUBLE

🏌 **PUTTS**   🏅 **FINAL SCORE**

NOTES & HIGHLIGHTS

COURSE RATING

🏌 **DIFFICULTY**   ☆☆☆☆☆
⛳ **CONDITION**   ☆☆☆☆☆
🎖 **GREEN FEE**   ☆☆☆☆☆
🤲 **OVERALL RATING**   ☆☆☆☆☆

DATE		TIME	
LOCATION		CLUB	
ROUND		COURSE	
TYPE	☐ 18 HOLES ☐ 9 HOLES	PURPOSE	
HANDICAP		TEE	

PLAYERS

WEATHER CONDITIONS

HOLE SCORE

1	2	3	4	5	6	7	8	9

10	11	12	13	14	15	16	17	18

SUMMARY

• TEES PLAYED	• EAGLES	• BIRDIES
• PAR	• BOGEYS	• DOUBLE

- PUTTS
- FINAL SCORE

NOTES & HIGHLIGHTS

COURSE RATING

- DIFFICULTY ☆☆☆☆☆
- CONDITION ☆☆☆☆☆
- GREEN FEE ☆☆☆☆☆
- OVERALL RATING ☆☆☆☆☆

DATE		**TIME**
LOCATION		**CLUB**
ROUND		**COURSE**
TYPE ☐ 18 HOLES ☐ 9 HOLES		**PURPOSE**
HANDICAP		**TEE**

PLAYERS

WEATHER CONDITIONS

HOLE SCORE

1	2	3	4	5	6	7	8	9

10	11	12	13	14	15	16	17	18

SUMMARY

• TEES PLAYED	• EAGLES	• BIRDIES
• PAR	• BOGEYS	• DOUBLE
PUTTS	FINAL SCORE	

NOTES & HIGHLIGHTS

COURSE RATING

DIFFICULTY ☆☆☆☆☆

CONDITION ☆☆☆☆☆

GREEN FEE ☆☆☆☆☆

OVERALL RATING ☆☆☆☆☆

DATE		TIME	
LOCATION		CLUB	
ROUND		COURSE	
TYPE	☐ 18 HOLES ☐ 9 HOLES	PURPOSE	
HANDICAP		TEE	

PLAYERS

WEATHER CONDITIONS

🌡 _____   ☀ ⛅ 🌧 ⛈ ❄
🚩 _____   ☐ ☐ ☐ ☐ ☐

HOLE SCORE

1	2	3	4	5	6	7	8	9
10	11	12	13	14	15	16	17	18

SUMMARY

• TEES PLAYED	• EAGLES	• BIRDIES
• PAR	• BOGEYS	• DOUBLE

PUTTS   FINAL SCORE

NOTES & HIGHLIGHTS

COURSE RATING

DIFFICULTY ☆☆☆☆☆

CONDITION ☆☆☆☆☆

GREEN FEE ☆☆☆☆☆

OVERALL RATING ☆☆☆☆☆

DATE	**TIME**
LOCATION	**CLUB**
ROUND	**COURSE**
TYPE ☐ 18 HOLES ☐ 9 HOLES	**PURPOSE**
HANDICAP	**TEE**

PLAYERS

WEATHER CONDITIONS

🌡 _____   ☀ ⛅ 🌧 ⛈ ❄
🚩 _____   ☐ ☐ ☐ ☐

HOLE SCORE

1	2	3	4	5	6	7	8	9
10	11	12	13	14	15	16	17	18

SUMMARY

• TEES PLAYED	• EAGLES	• BIRDIES
• PAR	• BOGEYS	• DOUBLE

• PUTTS   FINAL SCORE

NOTES & HIGHLIGHTS

COURSE RATING

DIFFICULTY ☆☆☆☆☆
CONDITION ☆☆☆☆☆
GREEN FEE ☆☆☆☆☆
OVERALL RATING ☆☆☆☆☆

DATE		**TIME**	
LOCATION		**CLUB**	
ROUND		**COURSE**	
TYPE	☐ 18 HOLES ☐ 9 HOLES	**PURPOSE**	
HANDICAP		**TEE**	

PLAYERS

WEATHER CONDITIONS

🌡 ———   ☀ ⛅ 🌧 ⛈ ❄
🚩 ———   ☐ ☐ ☐ ☐ ☐

HOLE SCORE

1	2	3	4	5	6	7	8	9

10	11	12	13	14	15	16	17	18

SUMMARY

- TEES PLAYED
- EAGLES
- BIRDIES
- PAR
- BOGEYS
- DOUBLE

PUTTS   FINAL SCORE

NOTES & HIGHLIGHTS

COURSE RATING

DIFFICULTY   ☆☆☆☆☆
CONDITION   ☆☆☆☆☆
GREEN FEE   ☆☆☆☆☆
OVERALL RATING   ☆☆☆☆☆

DATE		**TIME**
LOCATION		**CLUB**
ROUND		**COURSE**
TYPE ☐ 18 HOLES ☐ 9 HOLES		**PURPOSE**
HANDICAP		**TEE**

PLAYERS

WEATHER CONDITIONS

HOLE SCORE

1	2	3	4	5	6	7	8	9

10	11	12	13	14	15	16	17	18

SUMMARY

• TEES PLAYED	• EAGLES	• BIRDIES
• PAR	• BOGEYS	• DOUBLE
PUTTS	FINAL SCORE	

NOTES & HIGHLIGHTS

COURSE RATING

- DIFFICULTY ☆☆☆☆☆
- CONDITION ☆☆☆☆☆
- GREEN FEE ☆☆☆☆☆
- OVERALL RATING ☆☆☆☆☆

📅 **DATE**	🕐 **TIME**
📍 **LOCATION**	⚑ **CLUB**
🏌 **ROUND**	⛳ **COURSE**
🏌 **TYPE** ☐ 18 HOLES ☐ 9 HOLES	🏆 **PURPOSE**
🎒 **HANDICAP**	🌐 **TEE**

PLAYERS

WEATHER CONDITIONS

🌡 ____ ☀ ⛅ 🌧 ⛈ ❄
🚩 ____ ☐ ☐ ☐ ☐ ☐

HOLE SCORE

1	2	3	4	5	6	7	8	9

10	11	12	13	14	15	16	17	18

SUMMARY

• TEES PLAYED	• EAGLES	• BIRDIES
• PAR	• BOGEYS	• DOUBLE

🏌 **PUTTS**　　　　　🏅 **FINAL SCORE**

NOTES & HIGHLIGHTS

COURSE RATING

🏌 DIFFICULTY ☆☆☆☆☆

⛳ CONDITION ☆☆☆☆☆

🏵 GREEN FEE ☆☆☆☆☆

🖐 OVERALL RATING ☆☆☆☆☆

DATE		TIME	
LOCATION		CLUB	
ROUND		COURSE	
TYPE	☐ 18 HOLES ☐ 9 HOLES	PURPOSE	
HANDICAP		TEE	

PLAYERS

WEATHER CONDITIONS

🌡 _____ ☀ ⛅ 🌧 ⛈ ❄
🚩 _____ ☐ ☐ ☐ ☐

HOLE SCORE

1	2	3	4	5	6	7	8	9

10	11	12	13	14	15	16	17	18

SUMMARY

• TEES PLAYED	• EAGLES	• BIRDIES
• PAR	• BOGEYS	• DOUBLE

PUTTS | FINAL SCORE

NOTES & HIGHLIGHTS

COURSE RATING

DIFFICULTY ☆☆☆☆☆

CONDITION ☆☆☆☆☆

GREEN FEE ☆☆☆☆☆

OVERALL RATING ☆☆☆☆☆

DATE	**TIME**
LOCATION	**CLUB**
ROUND	**COURSE**
TYPE ☐ 18 HOLES ☐ 9 HOLES	**PURPOSE**
HANDICAP	**TEE**

PLAYERS

WEATHER CONDITIONS

HOLE SCORE

1	2	3	4	5	6	7	8	9

10	11	12	13	14	15	16	17	18

SUMMARY

• TEES PLAYED	• EAGLES	• BIRDIES
• PAR	• BOGEYS	• DOUBLE
PUTTS	FINAL SCORE	

NOTES & HIGHLIGHTS

COURSE RATING

- DIFFICULTY ☆☆☆☆☆
- CONDITION ☆☆☆☆☆
- GREEN FEE ☆☆☆☆☆
- OVERALL RATING ☆☆☆☆☆

DATE		**TIME**	
LOCATION		**CLUB**	
ROUND		**COURSE**	
TYPE	☐ 18 HOLES ☐ 9 HOLES	**PURPOSE**	
HANDICAP		**TEE**	

PLAYERS

WEATHER CONDITIONS

HOLE SCORE

1	2	3	4	5	6	7	8	9

10	11	12	13	14	15	16	17	18

SUMMARY

• TEES PLAYED	• EAGLES	• BIRDIES
• PAR	• BOGEYS	• DOUBLE

PUTTS

FINAL SCORE

NOTES & HIGHLIGHTS

COURSE RATING

- DIFFICULTY ☆☆☆☆☆
- CONDITION ☆☆☆☆☆
- GREEN FEE ☆☆☆☆☆
- OVERALL RATING ☆☆☆☆☆

DATE				TIME	
LOCATION				CLUB	
ROUND				COURSE	
TYPE	☐ 18 HOLES	☐ 9 HOLES		PURPOSE	
HANDICAP				TEE	

PLAYERS

WEATHER CONDITIONS

🌡 ——   ☀ ⛅ 🌧 ⛈ ❄
       ☐ ☐ ☐ ☐ ☐
🚩 ——

HOLE SCORE

1	2	3	4	5	6	7	8	9

10	11	12	13	14	15	16	17	18

SUMMARY

• TEES PLAYED	• EAGLES	• BIRDIES
• PAR	• BOGEYS	• DOUBLE
PUTTS	FINAL SCORE	

NOTES & HIGHLIGHTS

COURSE RATING

DIFFICULTY ☆☆☆☆☆

CONDITION ☆☆☆☆☆

GREEN FEE ☆☆☆☆☆

OVERALL RATING ☆☆☆☆☆

DATE		TIME	
LOCATION		CLUB	
ROUND		COURSE	
TYPE	☐ 18 HOLES ☐ 9 HOLES	PURPOSE	
HANDICAP		TEE	

PLAYERS

WEATHER CONDITIONS

HOLE SCORE

1	2	3	4	5	6	7	8	9

10	11	12	13	14	15	16	17	18

SUMMARY

• TEES PLAYED	• EAGLES	• BIRDIES
• PAR	• BOGEYS	• DOUBLE
PUTTS	FINAL SCORE	

NOTES & HIGHLIGHTS

COURSE RATING

- DIFFICULTY ☆☆☆☆☆
- CONDITION ☆☆☆☆☆
- GREEN FEE ☆☆☆☆☆
- OVERALL RATING ☆☆☆☆☆

	DATE		TIME
	LOCATION		CLUB
	ROUND		COURSE
	TYPE ☐ 18 HOLES ☐ 9 HOLES		PURPOSE
	HANDICAP		TEE

PLAYERS

WEATHER CONDITIONS

🌡 ——   ☀ ⛅ 🌧 ⛈ ❄
💨 ——   ☐ ☐ ☐ ☐ ☐

HOLE SCORE

1	2	3	4	5	6	7	8	9

10	11	12	13	14	15	16	17	18

SUMMARY

• TEES PLAYED	• EAGLES	• BIRDIES
• PAR	• BOGEYS	• DOUBLE
🏌 PUTTS	🏅 FINAL SCORE	

NOTES & HIGHLIGHTS

COURSE RATING

🏌 DIFFICULTY	☆☆☆☆☆
🏌 CONDITION	☆☆☆☆☆
🏅 GREEN FEE	☆☆☆☆☆
🤲 OVERALL RATING	☆☆☆☆☆

DATE	TIME
LOCATION	CLUB
ROUND	COURSE
TYPE ☐ 18 HOLES ☐ 9 HOLES	PURPOSE
HANDICAP	TEE

PLAYERS

WEATHER CONDITIONS

🌡 _____ ☀ ⛅ 🌧 ⛈ ❄
🚩 _____ ☐ ☐ ☐ ☐ ☐

HOLE SCORE

1	2	3	4	5	6	7	8	9

10	11	12	13	14	15	16	17	18

SUMMARY

• TEES PLAYED	• EAGLES	• BIRDIES
• PAR	• BOGEYS	• DOUBLE

• PUTTS   • FINAL SCORE

NOTES & HIGHLIGHTS

COURSE RATING

DIFFICULTY ☆☆☆☆☆
CONDITION ☆☆☆☆☆
GREEN FEE ☆☆☆☆☆
OVERALL RATING ☆☆☆☆☆

DATE		**TIME**
LOCATION		**CLUB**
ROUND		**COURSE**
TYPE ☐ 18 HOLES ☐ 9 HOLES		**PURPOSE**
HANDICAP		**TEE**

PLAYERS

WEATHER CONDITIONS

🌡 _____ ☀ ⛅ 🌧 ⛈ ❄
🚩 _____ ☐ ☐ ☐ ☐ ☐

HOLE SCORE

1	2	3	4	5	6	7	8	9

10	11	12	13	14	15	16	17	18

SUMMARY

• TEES PLAYED	• EAGLES	• BIRDIES
• PAR	• BOGEYS	• DOUBLE

PUTTS | FINAL SCORE

NOTES & HIGHLIGHTS

COURSE RATING

DIFFICULTY ☆☆☆☆☆

CONDITION ☆☆☆☆☆

GREEN FEE ☆☆☆☆☆

OVERALL RATING ☆☆☆☆☆

DATE	**TIME**
LOCATION	**CLUB**
ROUND	**COURSE**
TYPE ☐ 18 HOLES ☐ 9 HOLES	**PURPOSE**
HANDICAP	**TEE**

PLAYERS

WEATHER CONDITIONS

🌡 ____   ☀ ⛅ 🌧 ⛈ ❄
🚩 ____   ☐ ☐ ☐ ☐ ☐

HOLE SCORE

1	2	3	4	5	6	7	8	9

10	11	12	13	14	15	16	17	18

SUMMARY

• TEES PLAYED	• EAGLES	• BIRDIES
• PAR	• BOGEYS	• DOUBLE
🏌 PUTTS		🏅 FINAL SCORE

NOTES & HIGHLIGHTS

COURSE RATING

🏌 DIFFICULTY	☆☆☆☆☆
⛳ CONDITION	☆☆☆☆☆
🏅 GREEN FEE	☆☆☆☆☆
🤲 OVERALL RATING	☆☆☆☆☆

DATE	**TIME**
LOCATION	**CLUB**
ROUND	**COURSE**
TYPE ☐ 18 HOLES ☐ 9 HOLES	**PURPOSE**
HANDICAP	**TEE**

PLAYERS

WEATHER CONDITIONS

HOLE SCORE

1	2	3	4	5	6	7	8	9

10	11	12	13	14	15	16	17	18

SUMMARY

• TEES PLAYED	• EAGLES	• BIRDIES
• PAR	• BOGEYS	• DOUBLE
PUTTS	FINAL SCORE	

NOTES & HIGHLIGHTS

COURSE RATING

- DIFFICULTY ☆☆☆☆☆
- CONDITION ☆☆☆☆☆
- GREEN FEE ☆☆☆☆☆
- OVERALL RATING ☆☆☆☆☆

DATE		TIME	
LOCATION		CLUB	
ROUND		COURSE	
TYPE	☐ 18 HOLES ☐ 9 HOLES	PURPOSE	
HANDICAP		TEE	

PLAYERS

WEATHER CONDITIONS

🌡 ____   ☀ ⛅ 🌧 ⛈ ❄
🚩 ____   ☐ ☐ ☐ ☐ ☐

HOLE SCORE

1	2	3	4	5	6	7	8	9
10	11	12	13	14	15	16	17	18

SUMMARY

• TEES PLAYED	• EAGLES	• BIRDIES
• PAR	• BOGEYS	• DOUBLE

PUTTS | FINAL SCORE

NOTES & HIGHLIGHTS

COURSE RATING

DIFFICULTY ☆☆☆☆☆

CONDITION ☆☆☆☆☆

GREEN FEE ☆☆☆☆☆

OVERALL RATING ☆☆☆☆☆

DATE		TIME	
LOCATION		CLUB	
ROUND		COURSE	
TYPE	☐ 18 HOLES ☐ 9 HOLES	PURPOSE	
HANDICAP		TEE	

PLAYERS

WEATHER CONDITIONS

🌡 ——   ☀ ⛅ 🌧 ⛈ ❄
💨 ——   ☐ ☐ ☐ ☐ ☐

HOLE SCORE

1	2	3	4	5	6	7	8	9

10	11	12	13	14	15	16	17	18

SUMMARY

• TEES PLAYED	• EAGLES	• BIRDIES
• PAR	• BOGEYS	• DOUBLE

🏌 PUTTS   🏅 FINAL SCORE

NOTES & HIGHLIGHTS

COURSE RATING

DIFFICULTY   ☆☆☆☆☆
CONDITION   ☆☆☆☆☆
GREEN FEE   ☆☆☆☆☆
OVERALL RATING   ☆☆☆☆☆

DATE		**TIME**
LOCATION		**CLUB**
ROUND		**COURSE**
TYPE ☐ 18 HOLES ☐ 9 HOLES		**PURPOSE**
HANDICAP		**TEE**

PLAYERS

WEATHER CONDITIONS

🌡 ____   ☀ ⛅ 🌧 ⛈ ❄
🚩 ____   ☐ ☐ ☐ ☐ ☐

HOLE SCORE

1	2	3	4	5	6	7	8	9

10	11	12	13	14	15	16	17	18

SUMMARY

• TEES PLAYED	• EAGLES	• BIRDIES
• PAR	• BOGEYS	• DOUBLE
PUTTS	FINAL SCORE	

NOTES & HIGHLIGHTS

COURSE RATING

DIFFICULTY ☆☆☆☆☆
CONDITION ☆☆☆☆☆
GREEN FEE ☆☆☆☆☆
OVERALL RATING ☆☆☆☆☆

DATE		**TIME**	
LOCATION		**CLUB**	
ROUND		**COURSE**	
TYPE	☐ 18 HOLES ☐ 9 HOLES	**PURPOSE**	
HANDICAP		**TEE**	

PLAYERS

WEATHER CONDITIONS

🌡 _____ ☀ ⛅ 🌧 ⛈ ❄

🚩 _____ ☐ ☐ ☐ ☐ ☐

HOLE SCORE

1	2	3	4	5	6	7	8	9

10	11	12	13	14	15	16	17	18

SUMMARY

• TEES PLAYED	• EAGLES	• BIRDIES
• PAR	• BOGEYS	• DOUBLE
🏌 PUTTS	🏅 FINAL SCORE	

NOTES & HIGHLIGHTS

COURSE RATING

🏌 DIFFICULTY   ☆☆☆☆☆

⛳ CONDITION   ☆☆☆☆☆

🎖 GREEN FEE   ☆☆☆☆☆

🤲 OVERALL RATING   ☆☆☆☆☆

DATE		TIME	
LOCATION		CLUB	
ROUND		COURSE	
TYPE	☐ 18 HOLES ☐ 9 HOLES	PURPOSE	
HANDICAP		TEE	

PLAYERS

WEATHER CONDITIONS

HOLE SCORE

1	2	3	4	5	6	7	8	9

10	11	12	13	14	15	16	17	18

SUMMARY

• TEES PLAYED	• EAGLES	• BIRDIES
• PAR	• BOGEYS	• DOUBLE
PUTTS	FINAL SCORE	

NOTES & HIGHLIGHTS

COURSE RATING

- DIFFICULTY ☆☆☆☆☆
- CONDITION ☆☆☆☆☆
- GREEN FEE ☆☆☆☆☆
- OVERALL RATING ☆☆☆☆☆

📅 **DATE**	🕐 **TIME**
📍 **LOCATION**	⛳ **CLUB**
🏌 **ROUND**	⛳ **COURSE**
TYPE ☐ 18 HOLES ☐ 9 HOLES	🏆 **PURPOSE**
🎒 **HANDICAP**	🌐 **TEE**

PLAYERS	WEATHER CONDITIONS
	🌡 ____ ☀ ⛅ 🌧 ⛈ ❄
	🌬 ____ ☐ ☐ ☐ ☐ ☐

HOLE SCORE

1	2	3	4	5	6	7	8	9

10	11	12	13	14	15	16	17	18

SUMMARY

• TEES PLAYED	• EAGLES	• BIRDIES
• PAR	• BOGEYS	• DOUBLE
🏌 PUTTS	🏅 FINAL SCORE	

NOTES & HIGHLIGHTS	COURSE RATING
	🏌 DIFFICULTY ☆☆☆☆☆
	⛳ CONDITION ☆☆☆☆☆
	🎖 GREEN FEE ☆☆☆☆☆
	🤲 OVERALL RATING ☆☆☆☆☆

DATE	TIME
LOCATION	CLUB
ROUND	COURSE
TYPE ☐ 18 HOLES ☐ 9 HOLES	PURPOSE
HANDICAP	TEE

PLAYERS

WEATHER CONDITIONS

🌡 ____ ☀ ⛅ 🌧 ⛈ ❄
🚩 ____ ☐ ☐ ☐ ☐ ☐

HOLE SCORE

1	2	3	4	5	6	7	8	9

10	11	12	13	14	15	16	17	18

SUMMARY

◆ TEES PLAYED	◆ EAGLES	◆ BIRDIES
◆ PAR	◆ BOGEYS	◆ DOUBLE

PUTTS | FINAL SCORE

NOTES & HIGHLIGHTS

COURSE RATING

DIFFICULTY ☆☆☆☆☆
CONDITION ☆☆☆☆☆
GREEN FEE ☆☆☆☆☆
OVERALL RATING ☆☆☆☆☆

DATE	**TIME**
LOCATION	**CLUB**
ROUND	**COURSE**
TYPE ☐ 18 HOLES ☐ 9 HOLES	**PURPOSE**
HANDICAP	**TEE**

PLAYERS

WEATHER CONDITIONS

HOLE SCORE

1	2	3	4	5	6	7	8	9

10	11	12	13	14	15	16	17	18

SUMMARY

• TEES PLAYED	• EAGLES	• BIRDIES
• PAR	• BOGEYS	• DOUBLE
• PUTTS	• FINAL SCORE	

NOTES & HIGHLIGHTS

COURSE RATING

- DIFFICULTY ☆☆☆☆☆
- CONDITION ☆☆☆☆☆
- GREEN FEE ☆☆☆☆☆
- OVERALL RATING ☆☆☆☆☆

📅 **DATE**	🕐 **TIME**
📍 **LOCATION**	⚔ **CLUB**
🏌 **ROUND**	⛳ **COURSE**
🏞 **TYPE** ☐ 18 HOLES ☐ 9 HOLES	🏆 **PURPOSE**
🎒 **HANDICAP**	🌐 **TEE**

PLAYERS

WEATHER CONDITIONS

🌡 —— ☀ ⛅ 🌧 ⛈ ❄
🚩 —— ☐ ☐ ☐ ☐ ☐

HOLE SCORE

1	2	3	4	5	6	7	8	9
10	11	12	13	14	15	16	17	18

SUMMARY

• TEES PLAYED	• EAGLES	• BIRDIES
• PAR	• BOGEYS	• DOUBLE
🏌 PUTTS		🏅 FINAL SCORE

NOTES & HIGHLIGHTS

COURSE RATING

🏌 DIFFICULTY	☆☆☆☆☆
🏞 CONDITION	☆☆☆☆☆
🏅 GREEN FEE	☆☆☆☆☆
🤲 OVERALL RATING	☆☆☆☆☆

DATE		**TIME**	
LOCATION		**CLUB**	
ROUND		**COURSE**	
TYPE	☐ 18 HOLES ☐ 9 HOLES	**PURPOSE**	
HANDICAP		**TEE**	

PLAYERS

WEATHER CONDITIONS

HOLE SCORE

1	2	3	4	5	6	7	8	9

10	11	12	13	14	15	16	17	18

SUMMARY

• TEES PLAYED	• EAGLES	• BIRDIES
• PAR	• BOGEYS	• DOUBLE

PUTTS	FINAL SCORE

NOTES & HIGHLIGHTS

COURSE RATING

- DIFFICULTY ☆☆☆☆☆
- CONDITION ☆☆☆☆☆
- GREEN FEE ☆☆☆☆☆
- OVERALL RATING ☆☆☆☆☆

DATE		**TIME**	
LOCATION		**CLUB**	
ROUND		**COURSE**	
TYPE ☐ 18 HOLES ☐ 9 HOLES		**PURPOSE**	
HANDICAP		**TEE**	

PLAYERS

WEATHER CONDITIONS

🌡 _____   ☀ ⛅ 🌧 ⛈ ❄
🚩 _____   ☐ ☐ ☐ ☐ ☐

HOLE SCORE

1	2	3	4	5	6	7	8	9

10	11	12	13	14	15	16	17	18

SUMMARY

• TEES PLAYED	• EAGLES	• BIRDIES
• PAR	• BOGEYS	• DOUBLE

PUTTS   FINAL SCORE

NOTES & HIGHLIGHTS

COURSE RATING

DIFFICULTY	☆☆☆☆☆
CONDITION	☆☆☆☆☆
GREEN FEE	☆☆☆☆☆
OVERALL RATING	☆☆☆☆☆

DATE	**TIME**
LOCATION	**CLUB**
ROUND	**COURSE**
TYPE ☐ 18 HOLES ☐ 9 HOLES	**PURPOSE**
HANDICAP	**TEE**

PLAYERS

WEATHER CONDITIONS

🌡 _____ ☀ ⛅ 🌧 ⛈ ❄
🚩 _____ ☐ ☐ ☐ ☐ ☐

HOLE SCORE

1	2	3	4	5	6	7	8	9

10	11	12	13	14	15	16	17	18

SUMMARY

• TEES PLAYED	• EAGLES	• BIRDIES
• PAR	• BOGEYS	• DOUBLE

PUTTS   FINAL SCORE

NOTES & HIGHLIGHTS

COURSE RATING

DIFFICULTY ☆☆☆☆☆

CONDITION ☆☆☆☆☆

GREEN FEE ☆☆☆☆☆

OVERALL RATING ☆☆☆☆☆

DATE	**TIME**
LOCATION	**CLUB**
ROUND	**COURSE**
TYPE ☐ 18 HOLES ☐ 9 HOLES	**PURPOSE**
HANDICAP	**TEE**

PLAYERS

WEATHER CONDITIONS

🌡 ____   ☀ ⛅ 🌧 ⛈ ❄
🚩 ____   ☐ ☐ ☐ ☐ ☐

HOLE SCORE

1	2	3	4	5	6	7	8	9

10	11	12	13	14	15	16	17	18

SUMMARY

◆ TEES PLAYED	◆ EAGLES	◆ BIRDIES
◆ PAR	◆ BOGEYS	◆ DOUBLE

PUTTS | FINAL SCORE

NOTES & HIGHLIGHTS

COURSE RATING

DIFFICULTY ☆☆☆☆☆

CONDITION ☆☆☆☆☆

GREEN FEE ☆☆☆☆☆

OVERALL RATING ☆☆☆☆☆

DATE		**TIME**	
LOCATION		**CLUB**	
ROUND		**COURSE**	
TYPE	☐ 18 HOLES ☐ 9 HOLES	**PURPOSE**	
HANDICAP		**TEE**	

PLAYERS

WEATHER CONDITIONS

HOLE SCORE

1	2	3	4	5	6	7	8	9

10	11	12	13	14	15	16	17	18

SUMMARY

• TEES PLAYED	• EAGLES	• BIRDIES
• PAR	• BOGEYS	• DOUBLE
• PUTTS	• FINAL SCORE	

NOTES & HIGHLIGHTS

COURSE RATING

DIFFICULTY	☆☆☆☆☆
CONDITION	☆☆☆☆☆
GREEN FEE	☆☆☆☆☆
OVERALL RATING	☆☆☆☆☆

DATE			**TIME**	
LOCATION			**CLUB**	
ROUND			**COURSE**	
TYPE	☐ 18 HOLES	☐ 9 HOLES	**PURPOSE**	
HANDICAP			**TEE**	

PLAYERS

WEATHER CONDITIONS

HOLE SCORE

1	2	3	4	5	6	7	8	9

10	11	12	13	14	15	16	17	18

SUMMARY

• TEES PLAYED	• EAGLES	• BIRDIES
• PAR	• BOGEYS	• DOUBLE

PUTTS	FINAL SCORE

NOTES & HIGHLIGHTS

COURSE RATING

DIFFICULTY	☆☆☆☆☆
CONDITION	☆☆☆☆☆
GREEN FEE	☆☆☆☆☆
OVERALL RATING	☆☆☆☆☆

DATE		**TIME**
LOCATION		**CLUB**
ROUND		**COURSE**
TYPE ☐ 18 HOLES ☐ 9 HOLES		**PURPOSE**
HANDICAP		**TEE**

PLAYERS

WEATHER CONDITIONS

🌡 ____ ☀ 🌤 🌧 ⛈ ❄
🚩 ____ ☐ ☐ ☐ ☐ ☐

HOLE SCORE

1	2	3	4	5	6	7	8	9

10	11	12	13	14	15	16	17	18

SUMMARY

- TEES PLAYED
- EAGLES
- BIRDIES
- PAR
- BOGEYS
- DOUBLE

PUTTS

FINAL SCORE

NOTES & HIGHLIGHTS

COURSE RATING

- DIFFICULTY ☆☆☆☆☆
- CONDITION ☆☆☆☆☆
- GREEN FEE ☆☆☆☆☆
- OVERALL RATING ☆☆☆☆☆

DATE	**TIME**
LOCATION	**CLUB**
ROUND	**COURSE**
TYPE ☐ 18 HOLES ☐ 9 HOLES	**PURPOSE**
HANDICAP	**TEE**

PLAYERS

WEATHER CONDITIONS

☐ ☐ ☐ ☐ ☐

HOLE SCORE

1	2	3	4	5	6	7	8	9

10	11	12	13	14	15	16	17	18

SUMMARY

• TEES PLAYED	• EAGLES	• BIRDIES
• PAR	• BOGEYS	• DOUBLE
PUTTS	FINAL SCORE	

NOTES & HIGHLIGHTS

COURSE RATING

- DIFFICULTY ☆☆☆☆☆
- CONDITION ☆☆☆☆☆
- GREEN FEE ☆☆☆☆☆
- OVERALL RATING ☆☆☆☆☆

DATE	**TIME**
LOCATION	**CLUB**
ROUND	**COURSE**
TYPE ☐ 18 HOLES ☐ 9 HOLES	**PURPOSE**
HANDICAP	**TEE**

PLAYERS

WEATHER CONDITIONS

HOLE SCORE

1	2	3	4	5	6	7	8	9

10	11	12	13	14	15	16	17	18

SUMMARY

• TEES PLAYED	• EAGLES	• BIRDIES
• PAR	• BOGEYS	• DOUBLE

PUTTS   FINAL SCORE

NOTES & HIGHLIGHTS

COURSE RATING

- DIFFICULTY ☆☆☆☆☆
- CONDITION ☆☆☆☆☆
- GREEN FEE ☆☆☆☆☆
- OVERALL RATING ☆☆☆☆☆

DATE		TIME	
LOCATION		CLUB	
ROUND		COURSE	
TYPE	☐ 18 HOLES ☐ 9 HOLES	PURPOSE	
HANDICAP		TEE	

PLAYERS

WEATHER CONDITIONS

🌡 ____   ☀ ⛅ 🌧 ⛈ ❄
🚩 ____   ☐ ☐ ☐ ☐ ☐

HOLE SCORE

1	2	3	4	5	6	7	8	9

10	11	12	13	14	15	16	17	18

SUMMARY

• TEES PLAYED	• EAGLES	• BIRDIES
• PAR	• BOGEYS	• DOUBLE

PUTTS   FINAL SCORE

NOTES & HIGHLIGHTS

COURSE RATING

DIFFICULTY   ☆☆☆☆☆
CONDITION   ☆☆☆☆☆
GREEN FEE   ☆☆☆☆☆
OVERALL RATING ☆☆☆☆☆

DATE		**TIME**	
LOCATION		**CLUB**	
ROUND		**COURSE**	
TYPE	☐ 18 HOLES ☐ 9 HOLES	**PURPOSE**	
HANDICAP		**TEE**	

PLAYERS

WEATHER CONDITIONS

🌡 ____   ☀ ⛅ 🌧 ⛈ ❄
🍃 ____   ☐ ☐ ☐ ☐ ☐

HOLE SCORE

1	2	3	4	5	6	7	8	9

10	11	12	13	14	15	16	17	18

SUMMARY

• TEES PLAYED	• EAGLES	• BIRDIES
• PAR	• BOGEYS	• DOUBLE
PUTTS	FINAL SCORE	

NOTES & HIGHLIGHTS

COURSE RATING

DIFFICULTY   ☆☆☆☆☆
CONDITION   ☆☆☆☆☆
GREEN FEE   ☆☆☆☆☆
OVERALL RATING ☆☆☆☆☆

📅 **DATE**		🕐 **TIME**	
📍 **LOCATION**		⚔️ **CLUB**	
🏌️ **ROUND**		⛳ **COURSE**	
🏌️ **TYPE**	☐ 18 HOLES ☐ 9 HOLES	🏆 **PURPOSE**	
🎒 **HANDICAP**		🎯 **TEE**	

PLAYERS

WEATHER CONDITIONS

🌡️ _____   ☀️ ⛅ 🌧️ ⛈️ ❄️
🚩 _____   ☐   ☐   ☐   ☐   ☐

HOLE SCORE

1	2	3	4	5	6	7	8	9

10	11	12	13	14	15	16	17	18

SUMMARY

◆ TEES PLAYED	◆ EAGLES	◆ BIRDIES
◆ PAR	◆ BOGEYS	◆ DOUBLE

🏌️ PUTTS	🏅 FINAL SCORE

NOTES & HIGHLIGHTS

COURSE RATING

🏌️ DIFFICULTY	☆☆☆☆☆
⛳ CONDITION	☆☆☆☆☆
🏅 GREEN FEE	☆☆☆☆☆
🤲 OVERALL RATING	☆☆☆☆☆

DATE		TIME	
LOCATION		CLUB	
ROUND		COURSE	
TYPE	☐ 18 HOLES ☐ 9 HOLES	PURPOSE	
HANDICAP		TEE	

PLAYERS

WEATHER CONDITIONS

🌡 _____   ☀ ⛅ 🌧 ⛈ ❄
🚩 _____   ☐ ☐ ☐ ☐ ☐

HOLE SCORE

1	2	3	4	5	6	7	8	9

10	11	12	13	14	15	16	17	18

SUMMARY

• TEES PLAYED	• EAGLES	• BIRDIES
• PAR	• BOGEYS	• DOUBLE

PUTTS

FINAL SCORE

NOTES & HIGHLIGHTS

COURSE RATING

DIFFICULTY ☆☆☆☆☆

CONDITION ☆☆☆☆☆

GREEN FEE ☆☆☆☆☆

OVERALL RATING ☆☆☆☆☆

DATE	**TIME**
LOCATION	**CLUB**
ROUND	**COURSE**
TYPE ☐ 18 HOLES ☐ 9 HOLES	**PURPOSE**
HANDICAP	**TEE**

PLAYERS

WEATHER CONDITIONS

🌡 ———   ☀ ⛅ 🌧 ⛈ ❄
🚩 ———   ☐ ☐ ☐ ☐ ☐

HOLE SCORE

1	2	3	4	5	6	7	8	9

10	11	12	13	14	15	16	17	18

SUMMARY

• TEES PLAYED	• EAGLES	• BIRDIES
• PAR	• BOGEYS	• DOUBLE
PUTTS	FINAL SCORE	

NOTES & HIGHLIGHTS

COURSE RATING

DIFFICULTY	☆☆☆☆☆
CONDITION	☆☆☆☆☆
GREEN FEE	☆☆☆☆☆
OVERALL RATING	☆☆☆☆☆

DATE	**TIME**
LOCATION	**CLUB**
ROUND	**COURSE**
TYPE ☐ 18 HOLES ☐ 9 HOLES	**PURPOSE**
HANDICAP	**TEE**

PLAYERS

WEATHER CONDITIONS

🌡 —— ☀ ⛅ 🌧 ⛈ ❄
🪁 —— ☐ ☐ ☐ ☐ ☐

HOLE SCORE

1	2	3	4	5	6	7	8	9

10	11	12	13	14	15	16	17	18

SUMMARY

• TEES PLAYED	• EAGLES	• BIRDIES
• PAR	• BOGEYS	• DOUBLE
🏌 PUTTS	🏅 FINAL SCORE	

NOTES & HIGHLIGHTS

COURSE RATING

DIFFICULTY	☆☆☆☆☆
CONDITION	☆☆☆☆☆
GREEN FEE	☆☆☆☆☆
OVERALL RATING	☆☆☆☆☆

DATE	**TIME**
LOCATION	**CLUB**
ROUND	**COURSE**
TYPE ☐ 18 HOLES ☐ 9 HOLES	**PURPOSE**
HANDICAP	**TEE**

PLAYERS

WEATHER CONDITIONS

🌡 ____   ☀ ⛅ 🌧 ⛈ ❄
🚩 ____   ☐ ☐ ☐ ☐ ☐

HOLE SCORE

1	2	3	4	5	6	7	8	9

10	11	12	13	14	15	16	17	18

SUMMARY

• TEES PLAYED	• EAGLES	• BIRDIES
• PAR	• BOGEYS	• DOUBLE

PUTTS   FINAL SCORE

NOTES & HIGHLIGHTS

COURSE RATING

DIFFICULTY   ☆☆☆☆☆
CONDITION   ☆☆☆☆☆
GREEN FEE   ☆☆☆☆☆
OVERALL RATING ☆☆☆☆☆

DATE	**TIME**
LOCATION	**CLUB**
ROUND	**COURSE**
TYPE ☐ 18 HOLES ☐ 9 HOLES	**PURPOSE**
HANDICAP	**TEE**

PLAYERS

WEATHER CONDITIONS

HOLE SCORE

1	2	3	4	5	6	7	8	9

10	11	12	13	14	15	16	17	18

SUMMARY

- TEES PLAYED
- EAGLES
- BIRDIES
- PAR
- BOGEYS
- DOUBLE

PUTTS

FINAL SCORE

NOTES & HIGHLIGHTS

COURSE RATING

DIFFICULTY ☆☆☆☆☆

CONDITION ☆☆☆☆☆

GREEN FEE ☆☆☆☆☆

OVERALL RATING ☆☆☆☆☆

DATE	**TIME**
LOCATION	**CLUB**
ROUND	**COURSE**
TYPE ☐ 18 HOLES ☐ 9 HOLES	**PURPOSE**
HANDICAP	**TEE**

PLAYERS

WEATHER CONDITIONS

🌡 ____   ☀ ⛅ 🌧 ⛈ ❄
💨 ____   ☐ ☐ ☐ ☐ ☐

HOLE SCORE

1	2	3	4	5	6	7	8	9

10	11	12	13	14	15	16	17	18

SUMMARY

• TEES PLAYED	• EAGLES	• BIRDIES
• PAR	• BOGEYS	• DOUBLE

• PUTTS
• FINAL SCORE

NOTES & HIGHLIGHTS

COURSE RATING

DIFFICULTY	☆☆☆☆☆
CONDITION	☆☆☆☆☆
GREEN FEE	☆☆☆☆☆
OVERALL RATING	☆☆☆☆☆

DATE		TIME	
LOCATION		CLUB	
ROUND		COURSE	
TYPE	☐ 18 HOLES ☐ 9 HOLES	PURPOSE	
HANDICAP		TEE	

PLAYERS

WEATHER CONDITIONS

🌡 _____ ☀ ⛅ 🌧 ⛈ ❄
🚩 _____ ☐ ☐ ☐ ☐ ☐

HOLE SCORE

1	2	3	4	5	6	7	8	9

10	11	12	13	14	15	16	17	18

SUMMARY

- TEES PLAYED
- EAGLES
- BIRDIES
- PAR
- BOGEYS
- DOUBLE

PUTTS

FINAL SCORE

NOTES & HIGHLIGHTS

COURSE RATING

DIFFICULTY ☆☆☆☆☆

CONDITION ☆☆☆☆☆

GREEN FEE ☆☆☆☆☆

OVERALL RATING ☆☆☆☆☆

📅 **DATE**		🕐 **TIME**	
📍 **LOCATION**		⛳ **CLUB**	
🏌 **ROUND**		⛳ **COURSE**	
🏌 **TYPE**	☐ 18 HOLES ☐ 9 HOLES	🏆 **PURPOSE**	
🎒 **HANDICAP**		🎯 **TEE**	

PLAYERS

WEATHER CONDITIONS

🌡 ___   ☀ ⛅ 🌧 ⛈ ❄
💨 ___   ☐ ☐ ☐ ☐ ☐

HOLE SCORE

1	2	3	4	5	6	7	8	9

10	11	12	13	14	15	16	17	18

SUMMARY

• TEES PLAYED	• EAGLES	• BIRDIES
• PAR	• BOGEYS	• DOUBLE
🏌 PUTTS	🏅 FINAL SCORE	

NOTES & HIGHLIGHTS

COURSE RATING

🏌 DIFFICULTY	☆☆☆☆☆
⛳ CONDITION	☆☆☆☆☆
🏅 GREEN FEE	☆☆☆☆☆
🙌 OVERALL RATING	☆☆☆☆☆

DATE		**TIME**	
LOCATION		**CLUB**	
ROUND		**COURSE**	
TYPE	☐ 18 HOLES ☐ 9 HOLES	**PURPOSE**	
HANDICAP		**TEE**	

PLAYERS

WEATHER CONDITIONS

🌡 ____   ☀ ⛅ 🌧 ⛈ ❄
🚩 ____   ☐ ☐ ☐ ☐ ☐

HOLE SCORE

1	2	3	4	5	6	7	8	9

10	11	12	13	14	15	16	17	18

SUMMARY

• TEES PLAYED	• EAGLES	• BIRDIES
• PAR	• BOGEYS	• DOUBLE

🏌 PUTTS	🏅 FINAL SCORE

NOTES & HIGHLIGHTS

COURSE RATING

DIFFICULTY	☆☆☆☆☆
CONDITION	☆☆☆☆☆
GREEN FEE	☆☆☆☆☆
OVERALL RATING	☆☆☆☆☆

DATE	**TIME**
LOCATION	**CLUB**
ROUND	**COURSE**
TYPE ☐ 18 HOLES ☐ 9 HOLES	**PURPOSE**
HANDICAP	**TEE**

PLAYERS

WEATHER CONDITIONS

🌡 _____   ☀ ⛅ 🌧 ⛈ ❄
🚩 _____   ☐ ☐ ☐ ☐ ☐

HOLE SCORE

1	2	3	4	5	6	7	8	9

10	11	12	13	14	15	16	17	18

SUMMARY

• TEES PLAYED	• EAGLES	• BIRDIES
• PAR	• BOGEYS	• DOUBLE

PUTTS   FINAL SCORE

NOTES & HIGHLIGHTS

COURSE RATING

DIFFICULTY   ☆☆☆☆☆
CONDITION   ☆☆☆☆☆
GREEN FEE   ☆☆☆☆☆
OVERALL RATING   ☆☆☆☆☆

Golf Round Log

DATE	**TIME**
LOCATION	**CLUB**
ROUND	**COURSE**
TYPE ☐ 18 HOLES ☐ 9 HOLES	**PURPOSE**
HANDICAP	**TEE**

PLAYERS

WEATHER CONDITIONS

🌡 _____   ☀ ⛅ 🌧 ⛈ ❄
🚩 _____   ☐ ☐ ☐ ☐ ☐

HOLE SCORE

1	2	3	4	5	6	7	8	9

10	11	12	13	14	15	16	17	18

SUMMARY

• TEES PLAYED	• EAGLES	• BIRDIES
• PAR	• BOGEYS	• DOUBLE
🏌 PUTTS	🏅 FINAL SCORE	

NOTES & HIGHLIGHTS

COURSE RATING

DIFFICULTY	☆☆☆☆☆
CONDITION	☆☆☆☆☆
GREEN FEE	☆☆☆☆☆
OVERALL RATING	☆☆☆☆☆

DATE		**TIME**	
LOCATION		**CLUB**	
ROUND		**COURSE**	
TYPE	☐ 18 HOLES ☐ 9 HOLES	**PURPOSE**	
HANDICAP		**TEE**	

PLAYERS

WEATHER CONDITIONS

🌡 ____   ☀ ⛅ 🌧 ⛈ ❄
🚩 ____   ☐ ☐ ☐ ☐ ☐

HOLE SCORE

1	2	3	4	5	6	7	8	9

10	11	12	13	14	15	16	17	18

SUMMARY

• TEES PLAYED	• EAGLES	• BIRDIES
• PAR	• BOGEYS	• DOUBLE

• PUTTS	• FINAL SCORE

NOTES & HIGHLIGHTS

COURSE RATING

DIFFICULTY ☆☆☆☆☆

CONDITION ☆☆☆☆☆

GREEN FEE ☆☆☆☆☆

OVERALL RATING ☆☆☆☆☆

DATE		TIME	
LOCATION		CLUB	
ROUND		COURSE	
TYPE	☐ 18 HOLES ☐ 9 HOLES	PURPOSE	
HANDICAP		TEE	

PLAYERS

WEATHER CONDITIONS

🌡 —— ☀ ⛅ 🌧 ⛈ ❄
🚩 —— ☐ ☐ ☐ ☐ ☐

HOLE SCORE

1	2	3	4	5	6	7	8	9

10	11	12	13	14	15	16	17	18

SUMMARY

• TEES PLAYED	• EAGLES	• BIRDIES
• PAR	• BOGEYS	• DOUBLE
PUTTS	FINAL SCORE	

NOTES & HIGHLIGHTS

COURSE RATING

DIFFICULTY ☆☆☆☆☆

CONDITION ☆☆☆☆☆

GREEN FEE ☆☆☆☆☆

OVERALL RATING ☆☆☆☆☆

DATE		**TIME**	
LOCATION		**CLUB**	
ROUND		**COURSE**	
TYPE	☐ 18 HOLES ☐ 9 HOLES	**PURPOSE**	
HANDICAP		**TEE**	

PLAYERS

WEATHER CONDITIONS

🌡 ____   ☀ ⛅ 🌧 ⛈ ❄
🚩 ____   ☐ ☐ ☐ ☐ ☐

HOLE SCORE

1	2	3	4	5	6	7	8	9

10	11	12	13	14	15	16	17	18

SUMMARY

• TEES PLAYED	• EAGLES	• BIRDIES
• PAR	• BOGEYS	• DOUBLE

• PUTTS   • FINAL SCORE

NOTES & HIGHLIGHTS

COURSE RATING

- DIFFICULTY ☆☆☆☆☆
- CONDITION ☆☆☆☆☆
- GREEN FEE ☆☆☆☆☆
- OVERALL RATING ☆☆☆☆☆

DATE		TIME	
LOCATION		CLUB	
ROUND		COURSE	
TYPE	☐ 18 HOLES ☐ 9 HOLES	PURPOSE	
HANDICAP		TEE	

PLAYERS

WEATHER CONDITIONS

HOLE SCORE

1	2	3	4	5	6	7	8	9

10	11	12	13	14	15	16	17	18

SUMMARY

- TEES PLAYED
- EAGLES
- BIRDIES
- PAR
- BOGEYS
- DOUBLE
- PUTTS
- FINAL SCORE

NOTES & HIGHLIGHTS

COURSE RATING

- DIFFICULTY ☆☆☆☆☆
- CONDITION ☆☆☆☆☆
- GREEN FEE ☆☆☆☆☆
- OVERALL RATING ☆☆☆☆☆

DATE		TIME	
LOCATION		CLUB	
ROUND		COURSE	
TYPE	☐ 18 HOLES ☐ 9 HOLES	PURPOSE	
HANDICAP		TEE	

PLAYERS

WEATHER CONDITIONS

HOLE SCORE

1	2	3	4	5	6	7	8	9

10	11	12	13	14	15	16	17	18

SUMMARY

• TEES PLAYED	• EAGLES	• BIRDIES
• PAR	• BOGEYS	• DOUBLE

- PUTTS
- FINAL SCORE

NOTES & HIGHLIGHTS

COURSE RATING

- DIFFICULTY ☆☆☆☆☆
- CONDITION ☆☆☆☆☆
- GREEN FEE ☆☆☆☆☆
- OVERALL RATING ☆☆☆☆☆

DATE	TIME
LOCATION	CLUB
ROUND	COURSE
TYPE ☐ 18 HOLES ☐ 9 HOLES	PURPOSE
HANDICAP	TEE

PLAYERS

WEATHER CONDITIONS

🌡 ____   ☀ ⛅ 🌧 ⛈ ❄

🚩 ____   ☐ ☐ ☐ ☐ ☐

HOLE SCORE

1	2	3	4	5	6	7	8	9

10	11	12	13	14	15	16	17	18

SUMMARY

- TEES PLAYED
- EAGLES
- BIRDIES
- PAR
- BOGEYS
- DOUBLE
- PUTTS
- FINAL SCORE

NOTES & HIGHLIGHTS

COURSE RATING

DIFFICULTY ☆☆☆☆☆

CONDITION ☆☆☆☆☆

GREEN FEE ☆☆☆☆☆

OVERALL RATING ☆☆☆☆☆

DATE		**TIME**	
LOCATION		**CLUB**	
ROUND		**COURSE**	
TYPE	☐ 18 HOLES ☐ 9 HOLES	**PURPOSE**	
HANDICAP		**TEE**	

PLAYERS

WEATHER CONDITIONS

🌡 _____   ☀ ⛅ 🌧 ⛈ ❄
🚩 _____   ☐ ☐ ☐ ☐ ☐

HOLE SCORE

1	2	3	4	5	6	7	8	9

10	11	12	13	14	15	16	17	18

SUMMARY

◆ TEES PLAYED	◆ EAGLES	◆ BIRDIES
◆ PAR	◆ BOGEYS	◆ DOUBLE

PUTTS		FINAL SCORE

NOTES & HIGHLIGHTS

COURSE RATING

DIFFICULTY	☆☆☆☆☆
CONDITION	☆☆☆☆☆
GREEN FEE	☆☆☆☆☆
OVERALL RATING	☆☆☆☆☆

DATE		TIME	
LOCATION		CLUB	
ROUND		COURSE	
TYPE	☐ 18 HOLES ☐ 9 HOLES	PURPOSE	
HANDICAP		TEE	

PLAYERS

WEATHER CONDITIONS

HOLE SCORE

1	2	3	4	5	6	7	8	9

10	11	12	13	14	15	16	17	18

SUMMARY

• TEES PLAYED	• EAGLES	• BIRDIES
• PAR	• BOGEYS	• DOUBLE

PUTTS	FINAL SCORE

NOTES & HIGHLIGHTS

COURSE RATING

DIFFICULTY ☆☆☆☆☆

CONDITION ☆☆☆☆☆

GREEN FEE ☆☆☆☆☆

OVERALL RATING ☆☆☆☆☆

DATE	**TIME**
LOCATION	**CLUB**
ROUND	**COURSE**
TYPE ☐ 18 HOLES ☐ 9 HOLES	**PURPOSE**
HANDICAP	**TEE**

PLAYERS

WEATHER CONDITIONS

🌡 ——   ☀ ⛅ 🌧 ⛈ ❄
🍃 ——   ☐ ☐ ☐ ☐ ☐

HOLE SCORE

1	2	3	4	5	6	7	8	9

10	11	12	13	14	15	16	17	18

SUMMARY

• TEES PLAYED	• EAGLES	• BIRDIES
• PAR	• BOGEYS	• DOUBLE

PUTTS	FINAL SCORE

NOTES & HIGHLIGHTS

COURSE RATING

DIFFICULTY	☆☆☆☆☆
CONDITION	☆☆☆☆☆
GREEN FEE	☆☆☆☆☆
OVERALL RATING	☆☆☆☆☆

DATE	**TIME**
LOCATION	**CLUB**
ROUND	**COURSE**
TYPE ☐ 18 HOLES ☐ 9 HOLES	**PURPOSE**
HANDICAP	**TEE**

PLAYERS

WEATHER CONDITIONS

🌡 _____   ☀ ⛅ 🌧 ⛈ ❄
🚩 _____   ☐ ☐ ☐ ☐ ☐

HOLE SCORE

1	2	3	4	5	6	7	8	9

10	11	12	13	14	15	16	17	18

SUMMARY

• TEES PLAYED	• EAGLES	• BIRDIES
• PAR	• BOGEYS	• DOUBLE

PUTTS   FINAL SCORE

NOTES & HIGHLIGHTS

COURSE RATING

DIFFICULTY ☆☆☆☆☆

CONDITION ☆☆☆☆☆

GREEN FEE ☆☆☆☆☆

OVERALL RATING ☆☆☆☆☆

DATE	**TIME**
LOCATION	**CLUB**
ROUND	**COURSE**
TYPE ☐ 18 HOLES ☐ 9 HOLES	**PURPOSE**
HANDICAP	**TEE**

PLAYERS

WEATHER CONDITIONS

🌡 ____ ☀ ⛅ 🌧 ⛈ ❄
🚩 ____ ☐ ☐ ☐ ☐ ☐

HOLE SCORE

1	2	3	4	5	6	7	8	9
10	11	12	13	14	15	16	17	18

SUMMARY

• TEES PLAYED	• EAGLES	• BIRDIES
• PAR	• BOGEYS	• DOUBLE
🏌 PUTTS	🏅 FINAL SCORE	

NOTES & HIGHLIGHTS

COURSE RATING

🏌 DIFFICULTY	☆☆☆☆☆
🚩 CONDITION	☆☆☆☆☆
🎖 GREEN FEE	☆☆☆☆☆
🤲 OVERALL RATING	☆☆☆☆☆

DATE	**TIME**
LOCATION	**CLUB**
ROUND	**COURSE**
TYPE ☐ 18 HOLES ☐ 9 HOLES	**PURPOSE**
HANDICAP	**TEE**

PLAYERS

WEATHER CONDITIONS

🌡 _____ ☀ ⛅ 🌧 ⛈ ❄
🚩 _____ ☐ ☐ ☐ ☐ ☐

HOLE SCORE

1	2	3	4	5	6	7	8	9

10	11	12	13	14	15	16	17	18

SUMMARY

• TEES PLAYED	• EAGLES	• BIRDIES
• PAR	• BOGEYS	• DOUBLE
PUTTS	FINAL SCORE	

NOTES & HIGHLIGHTS

COURSE RATING

DIFFICULTY ☆☆☆☆☆

CONDITION ☆☆☆☆☆

GREEN FEE ☆☆☆☆☆

OVERALL RATING ☆☆☆☆☆

DATE	**TIME**
LOCATION	**CLUB**
ROUND	**COURSE**
TYPE ☐ 18 HOLES ☐ 9 HOLES	**PURPOSE**
HANDICAP	**TEE**

PLAYERS

WEATHER CONDITIONS

🌡 ——   ☀ ⛅ 🌧 ⛈ ❄
🚩 ——   ☐ ☐ ☐ ☐ ☐

HOLE SCORE

1	2	3	4	5	6	7	8	9

10	11	12	13	14	15	16	17	18

SUMMARY

• TEES PLAYED	• EAGLES	• BIRDIES
• PAR	• BOGEYS	• DOUBLE

PUTTS	FINAL SCORE

NOTES & HIGHLIGHTS

COURSE RATING

DIFFICULTY	☆☆☆☆☆
CONDITION	☆☆☆☆☆
GREEN FEE	☆☆☆☆☆
OVERALL RATING	☆☆☆☆☆

DATE		**TIME**	
LOCATION		**CLUB**	
ROUND		**COURSE**	
TYPE	☐ 18 HOLES ☐ 9 HOLES	**PURPOSE**	
HANDICAP		**TEE**	

PLAYERS

WEATHER CONDITIONS

🌡 _____   ☀ ⛅ 🌧 ⛈ ❄

🚩 _____   ☐ ☐ ☐ ☐ ☐

HOLE SCORE

1	2	3	4	5	6	7	8	9

10	11	12	13	14	15	16	17	18

SUMMARY

• TEES PLAYED	• EAGLES	• BIRDIES
• PAR	• BOGEYS	• DOUBLE

• PUTTS   FINAL SCORE

NOTES & HIGHLIGHTS

COURSE RATING

DIFFICULTY ☆☆☆☆☆

CONDITION ☆☆☆☆☆

GREEN FEE ☆☆☆☆☆

OVERALL RATING ☆☆☆☆☆

DATE	**TIME**
LOCATION	**CLUB**
ROUND	**COURSE**
TYPE ☐ 18 HOLES ☐ 9 HOLES	**PURPOSE**
HANDICAP	**TEE**

PLAYERS

WEATHER CONDITIONS

HOLE SCORE

1	2	3	4	5	6	7	8	9

10	11	12	13	14	15	16	17	18

SUMMARY

♦ TEES PLAYED	♦ EAGLES	♦ BIRDIES
♦ PAR	♦ BOGEYS	♦ DOUBLE
PUTTS	FINAL SCORE	

NOTES & HIGHLIGHTS

COURSE RATING

DIFFICULTY	☆☆☆☆☆
CONDITION	☆☆☆☆☆
GREEN FEE	☆☆☆☆☆
OVERALL RATING	☆☆☆☆☆

DATE	**TIME**
LOCATION	**CLUB**
ROUND	**COURSE**
TYPE ☐ 18 HOLES ☐ 9 HOLES	**PURPOSE**
HANDICAP	**TEE**

PLAYERS

WEATHER CONDITIONS

🌡 ____ ☀ ⛅ 🌧 ⛈ ❄
💨 ____ ☐ ☐ ☐ ☐ ☐

HOLE SCORE

1	2	3	4	5	6	7	8	9

10	11	12	13	14	15	16	17	18

SUMMARY

• TEES PLAYED	• EAGLES	• BIRDIES
• PAR	• BOGEYS	• DOUBLE

PUTTS | FINAL SCORE

NOTES & HIGHLIGHTS

COURSE RATING

DIFFICULTY ☆☆☆☆☆

CONDITION ☆☆☆☆☆

GREEN FEE ☆☆☆☆☆

OVERALL RATING ☆☆☆☆☆

DATE	**TIME**
LOCATION	**CLUB**
ROUND	**COURSE**
TYPE ☐ 18 HOLES ☐ 9 HOLES	**PURPOSE**
HANDICAP	**TEE**

PLAYERS

WEATHER CONDITIONS

🌡 _____ ☀ ⛅ 🌧 ⛈ ❄
🚩 _____ ☐ ☐ ☐ ☐ ☐

HOLE SCORE

1	2	3	4	5	6	7	8	9

10	11	12	13	14	15	16	17	18

SUMMARY

• TEES PLAYED	• EAGLES	• BIRDIES
• PAR	• BOGEYS	• DOUBLE

• PUTTS   • FINAL SCORE

NOTES & HIGHLIGHTS

COURSE RATING

- DIFFICULTY ☆☆☆☆☆
- CONDITION ☆☆☆☆☆
- GREEN FEE ☆☆☆☆☆
- OVERALL RATING ☆☆☆☆☆

DATE	TIME
LOCATION	CLUB
ROUND	COURSE
TYPE ☐ 18 HOLES ☐ 9 HOLES	PURPOSE
HANDICAP	TEE

PLAYERS

WEATHER CONDITIONS

🌡 ____ ☀ ⛅ 🌧 ⛈ ❄
🚩 ____ ☐ ☐ ☐ ☐ ☐

HOLE SCORE

1	2	3	4	5	6	7	8	9
10	11	12	13	14	15	16	17	18

SUMMARY

• TEES PLAYED	• EAGLES	• BIRDIES
• PAR	• BOGEYS	• DOUBLE

• PUTTS   FINAL SCORE

NOTES & HIGHLIGHTS

COURSE RATING

DIFFICULTY ☆☆☆☆☆

CONDITION ☆☆☆☆☆

GREEN FEE ☆☆☆☆☆

OVERALL RATING ☆☆☆☆☆

DATE		**TIME**	
LOCATION		**CLUB**	
ROUND		**COURSE**	
TYPE	☐ 18 HOLES ☐ 9 HOLES	**PURPOSE**	
HANDICAP		**TEE**	

PLAYERS

WEATHER CONDITIONS

🌡 _____ ☀ ⛅ 🌧 ⛈ ❄
🚩 _____ ☐ ☐ ☐ ☐ ☐

HOLE SCORE

1	2	3	4	5	6	7	8	9

10	11	12	13	14	15	16	17	18

SUMMARY

• TEES PLAYED	• EAGLES	• BIRDIES
• PAR	• BOGEYS	• DOUBLE
🏌 PUTTS	🏅 FINAL SCORE	

NOTES & HIGHLIGHTS

COURSE RATING

🏌 DIFFICULTY	☆☆☆☆☆
🚩 CONDITION	☆☆☆☆☆
🎖 GREEN FEE	☆☆☆☆☆
🤲 OVERALL RATING	☆☆☆☆☆

DATE		**TIME**	
LOCATION		**CLUB**	
ROUND		**COURSE**	
TYPE ☐ 18 HOLES ☐ 9 HOLES		**PURPOSE**	
HANDICAP		**TEE**	

PLAYERS

WEATHER CONDITIONS

🌡 ____   ☀ ⛅ 🌧 ⛈ ❄

🚩 ____   ☐ ☐ ☐ ☐ ☐

HOLE SCORE

1	2	3	4	5	6	7	8	9

10	11	12	13	14	15	16	17	18

SUMMARY

• TEES PLAYED	• EAGLES	• BIRDIES
• PAR	• BOGEYS	• DOUBLE

PUTTS   **FINAL SCORE**

NOTES & HIGHLIGHTS

COURSE RATING

- DIFFICULTY   ☆☆☆☆☆
- CONDITION   ☆☆☆☆☆
- GREEN FEE   ☆☆☆☆☆
- OVERALL RATING ☆☆☆☆☆

DATE	**TIME**
LOCATION	**CLUB**
ROUND	**COURSE**
TYPE ☐ 18 HOLES ☐ 9 HOLES	**PURPOSE**
HANDICAP	**TEE**

PLAYERS

WEATHER CONDITIONS

🌡 ____ ☀ ⛅ 🌧 ⛈ ❄
💨 ____ ☐ ☐ ☐ ☐ ☐

HOLE SCORE

1	2	3	4	5	6	7	8	9

10	11	12	13	14	15	16	17	18

SUMMARY

• TEES PLAYED	• EAGLES	• BIRDIES
• PAR	• BOGEYS	• DOUBLE

• PUTTS   • FINAL SCORE

NOTES & HIGHLIGHTS

COURSE RATING

- DIFFICULTY ☆☆☆☆☆
- CONDITION ☆☆☆☆☆
- GREEN FEE ☆☆☆☆☆
- OVERALL RATING ☆☆☆☆☆

DATE		TIME	
LOCATION		CLUB	
ROUND		COURSE	
TYPE	☐ 18 HOLES ☐ 9 HOLES	PURPOSE	
HANDICAP		TEE	

PLAYERS

WEATHER CONDITIONS

🌡 ___ ☀ ⛅ 🌧 ⛈ ❄
🚩 ___ ☐ ☐ ☐ ☐ ☐

HOLE SCORE

1	2	3	4	5	6	7	8	9
10	11	12	13	14	15	16	17	18

SUMMARY

• TEES PLAYED	• EAGLES	• BIRDIES
• PAR	• BOGEYS	• DOUBLE

• PUTTS   FINAL SCORE

NOTES & HIGHLIGHTS

COURSE RATING

DIFFICULTY   ☆☆☆☆☆
CONDITION   ☆☆☆☆☆
GREEN FEE   ☆☆☆☆☆
OVERALL RATING   ☆☆☆☆☆

DATE		TIME	
LOCATION		CLUB	
ROUND		COURSE	
TYPE	☐ 18 HOLES ☐ 9 HOLES	PURPOSE	
HANDICAP		TEE	

PLAYERS

WEATHER CONDITIONS

HOLE SCORE

1	2	3	4	5	6	7	8	9
10	11	12	13	14	15	16	17	18

SUMMARY

• TEES PLAYED	• EAGLES	• BIRDIES
• PAR	• BOGEYS	• DOUBLE

• PUTTS   • FINAL SCORE

NOTES & HIGHLIGHTS

COURSE RATING

- DIFFICULTY ☆☆☆☆☆
- CONDITION ☆☆☆☆☆
- GREEN FEE ☆☆☆☆☆
- OVERALL RATING ☆☆☆☆☆

www.ingramcontent.com/pod-product-compliance
Lightning Source LLC
Chambersburg PA
CBHW070122110526
44587CB00017BA/3199